IMAGEN MÉDICA:

el ARTE de generar IMPACTO y CONFIANZA en la atención de la CONSULTA MÉDICA

ES HORA DE DESHACERNOS DE LA MODESTIA Y ASUMIR NUESTRA
GRANDEZA.

Dr. Edgar Domínguez Arciniega

Coach para profesionales de la salud

Presentación del Autor

¡Saludos, colegas del mundo de la medicina! ¿Listos para descubrir el poder de la imagen pública y cómo puede catapultar sus carreras hacia el éxito y la excelencia?

ES HORA DE DESHACERNOS DE LA MODESTIA Y ASUMIR NUESTRA GRANDEZA.

¡Permítanme, el Dr. Edgar Domínguez Arciniega, ser su guía en esta emocionante travesía hacia el estrellato médico!

Sé que muchos de ustedes pueden estar pensando: "Soy un profesional de la salud, ¿por qué necesito preocuparme por mi imagen pública?" Permítanme decirles que en el competitivo mundo actual, la imagen es fundamental, y nosotros, como médicos, no somos la excepción.

ES HORA DE DESHACERNOS DE LA MODESTIA Y ASUMIR NUESTRA GRANDEZA.

No se trata solo de tener una buena apariencia, ¡esto va más allá! Se trata de cómo nos presentamos al mundo, cómo nos comunicamos con nuestros pacientes y colegas, y cómo construimos relaciones significativas que nos abrirán puertas y oportunidades inimaginables.

ES HORA DE DESHACERNOS DE LA MODESTIA Y ASUMIR NUESTRA GRANDEZA.

Imaginen ser percibidos como líderes en sus áreas de especialización, como médicos influyentes que inspiran confianza y respeto. ¿Les gustaría ser reconocidos como expertos en los medios de comunicación y ser buscados para compartir sus conocimientos con el mundo? ¡Claro que sí! Y es precisamente lo que este libro les enseñará.

Aquí no encontrarán consejos de imagen superficiales. Estamos hablando de una transformación total, una revolución de cómo se proyectan y cómo se ven a sí mismos. Aprenderán a dominar las redes sociales, a utilizar el poder del lenguaje corporal, y a construir una marca personal que dejará una huella indeleble en la mente de quienes los conozcan.

No se dejen intimidar por el término "agresiva", porque, en este contexto, significa actuar con determinación y valentía para alcanzar sus metas. Estamos dispuestos a desafiar sus creencias y a empoderarlos para que tomen el control de su reputación y presencia en el mundo digital.

Este no es solo un libro, es una herramienta poderosa que les permitirá enfrentar los retos de la imagen pública con audacia y sabiduría. Con ejemplos reales y consejos prácticos, les mostraremos cómo superar las barreras que impiden que muchos médicos alcancen su máximo potencial.

Así que, colegas, si están listos para embarcarse en un viaje que cambiará para siempre la forma en que son percibidos y cómo se proyectan al mundo, este libro es para ustedes. Sean dueños de su imagen pública, construyan su legado y alcancen nuevas alturas en sus carreras médicas.

ES HORA DE DESHACERNOS DE LA MODESTIA Y ASUMIR NUESTRA GRANDEZA.

No se conformen con ser solo "otro médico" en la multitud. ¡Destaquen y sean la voz que guía a la salud del futuro! Déjennos llevarlos en un viaje que transformará sus vidas profesionales de una manera que nunca imaginaron.

Atentamente

Dr. Edgar Domínguez Arciniega

Médico Cirujano UNAM 09998989
Médico Ultrasonografista UJS
Perito Médico Forense por el INADEJ
Médicos Cirujanos Mexiquense
Certificación: EM15CMB663
Coach para Profesionales de la Salud

ES HORA DE DESHACERNOS DE LA MODESTIA Y ASUMIR NUESTRA GRANDEZA.

INDEX DE CAPÍTULOS

ES HORA DE DESHACERNOS DE LA MODESTIA Y ASUMIR NUESTRA GRANDEZA.

8. "Creando relaciones positivas con pacientes y colegas"

9. "El poder de la empatía en la imagen del médico"

10. "Crisis de imagen: cómo afrontar y recuperarse de desafíos reputacionales"

PRÓLOGO

En el competitivo mundo de la medicina, tu imagen pública puede marcar la diferencia entre el éxito y el estancamiento. Este libro te sumergirá en los principios fundamentales para proyectar una imagen profesional que inspire confianza y respeto. Descubrirás cómo aprovechar el poder de la empatía y la comunicación efectiva para construir relaciones duraderas con pacientes y colegas. Desde consejos prácticos para vestir con estilo y autoridad, hasta estrategias para gestionar crisis reputacionales, esta guía te ayudará a forjar una identidad sólida como médico líder. Emprende el camino hacia una imagen pública destacada y transforma tu práctica médica en una experiencia inolvidable para todos aquellos a quienes sirves.

Descubre el poder de una imagen pública impactante en el campo de la medicina. En este libro, explorarás estrategias y herramientas para proyectar una marca personal sólida y profesional. Aprenderás cómo comunicarte efectivamente con pacientes y colegas, construir relaciones de confianza y empatía, y gestionar situaciones difíciles con destreza. Desde la importancia de la vestimenta y el lenguaje no verbal hasta el manejo de tu reputación en el mundo digital, este libro te guiará hacia el éxito en la atención sanitaria. Potencia tu carrera médica y marca la diferencia en la vida de tus pacientes a través de una imagen pública destacada.

ES HORA DE DESHACERNOS DE LA MODESTIA Y ASUMIR NUESTRA GRANDEZA.

1) <u>La importancia de la imagen pública</u> <u>en la práctica médica</u>

La importancia de la imagen pública para un médico es fundamental en el desarrollo de su carrera y en la percepción que tienen los pacientes, colegas y la comunidad en general sobre su profesionalismo y capacidad. Aquí te detallo algunas razones por las cuales la imagen pública es crucial para un médico:

Generar Confianza: Una imagen pública sólida y profesional transmite confianza a los pacientes. Cuando los pacientes confían en su médico, están más dispuestos a seguir sus recomendaciones y tratamientos, lo que mejora la adherencia al tratamiento y los resultados de salud.

ES HORA DE DESHACERNOS DE LA MODESTIA Y ASUMIR NUESTRA GRANDEZA.

Credibilidad Profesional: Una buena imagen pública brinda credibilidad y autoridad al médico. Los pacientes y colegas confían más en un médico que proyecta una imagen de conocimiento y experiencia en su campo.

Relaciones Interpersonales: La imagen pública también influye en cómo se relaciona un médico con sus pacientes y colegas. Una imagen amigable y empática puede mejorar la comunicación y la relación médico-paciente, lo que es esencial para brindar una atención de calidad.

Diferenciación: En un mercado médico competitivo, una imagen pública positiva puede ayudar a un médico a destacar entre la multitud. Una marca personal sólida puede hacer que los pacientes elijan a un médico en particular sobre otros.

Reputación: La imagen pública afecta directamente la reputación de un médico. Una buena reputación atrae más pacientes y oportunidades profesionales, mientras que una mala reputación puede tener un impacto negativo duradero en su carrera.

Comunicación Efectiva: Una imagen pública bien cuidada ayuda a un médico a comunicarse de manera más efectiva con pacientes, colegas y otros miembros del equipo de atención médica. Una comunicación clara y empática mejora la calidad de la atención y la satisfacción del paciente.

Entorno Digital: En la era digital, la imagen pública se extiende al ámbito en línea. La presencia en redes sociales y sitios web médicos puede influir en cómo los pacientes perciben a un médico y su práctica.

En resumen, la imagen pública es una parte integral del éxito profesional de un médico. Proyectar una imagen profesional, confiable y empática puede generar más oportunidades laborales, mejorar la relación con los pacientes y colegas, y aumentar la satisfacción del paciente. Es esencial que los médicos sean conscientes de cómo se presentan y cómo son percibidos, ya que esto puede tener un impacto significativo en su carrera y en la calidad de la atención que brindan.

2) Construyendo una marca personal
sólida como médico

Construir una marca personal sólida es una parte esencial para destacarse como médico y proyectar una imagen pública positiva. Aquí hay algunas estrategias para que un médico pueda construir su marca personal:

ES HORA DE DESHACERNOS DE LA MODESTIA Y ASUMIR NUESTRA GRANDEZA.

Definir su Propósito: Identificar el propósito y los valores que lo motivan como médico. Definir qué lo hace único y cómo quiere ser percibido por pacientes y colegas.

Identificar su Audiencia: Conocer a su audiencia objetivo, es decir, los pacientes a los que desea atraer y cómo puede satisfacer sus necesidades de manera única.

Comunicar su Especialidad: Destacar su especialidad y áreas de expertise en la medicina. Mostrar su conocimiento y experiencia en un campo específico puede generar confianza y credibilidad.

Crear una Presencia en Línea: Tener un sitio web profesional y activo, y mantener una presencia coherente en redes sociales, donde pueda compartir información relevante y útil para su audiencia.

ES HORA DE DESHACERNOS DE LA MODESTIA Y ASUMIR NUESTRA GRANDEZA.

Desarrollar Contenido de Valor: Compartir contenido educativo y útil, como artículos, blogs o videos, que muestren su conocimiento y ayuden a los pacientes a comprender mejor su salud.

Cuidar su Imagen Profesional: Asegurarse de presentarse con una apariencia adecuada y profesional tanto en el ámbito físico como en el digital.

Fomentar Relaciones Interpersonales: Establecer y mantener relaciones sólidas con pacientes, colegas y otros profesionales de la salud. La empatía y una comunicación efectiva son fundamentales para construir conexiones significativas.

Ser Consistente: Mantener la coherencia en su marca personal, desde la forma en que se presenta, hasta el tono y el mensaje que transmite en todas sus interacciones.

ES HORA DE DESHACERNOS DE LA MODESTIA Y ASUMIR NUESTRA GRANDEZA.

Obtener Recomendaciones y Testimonios: Solicitar a pacientes satisfechos y colegas que proporcionen recomendaciones y testimonios, lo cual puede reforzar su credibilidad y reputación.

Participar en Eventos y Conferencias: Hablar en eventos, conferencias o escribir en publicaciones médicas puede ayudar a ampliar su visibilidad y posición como experto en su campo.

En resumen, construir una marca personal como médico implica conocer su identidad profesional, definir cómo desea ser percibido y comunicar de manera coherente su especialidad y valores a su audiencia. Al centrarse en brindar valor, mantener la autenticidad y desarrollar relaciones sólidas, un médico puede establecer una marca personal sólida y duradera en la atención médica.

ES HORA DE DESHACERNOS DE LA MODESTIA Y ASUMIR NUESTRA GRANDEZA.

3) Comunicación efectiva: clave para proyectar una imagen profesional

La comunicación efectiva es una habilidad fundamental para los médicos, ya que juega un papel crucial en la calidad de la atención médica y en el establecimiento de relaciones sólidas con los pacientes y colegas. Aquí hay algunas estrategias para mejorar la comunicación efectiva como médico:

Escucha Activa: Prestar atención activa a lo que dicen los pacientes y colegas, demostrando interés genuino en sus preocupaciones y necesidades. Escuchar de manera empática ayuda a comprender mejor sus inquietudes y a construir una relación de confianza.

Lenguaje Claro y Sencillo: Evitar utilizar terminología médica compleja y explicar los conceptos de manera clara y comprensible para los pacientes. Esto les permitirá entender mejor su diagnóstico y tratamiento.

Empatía: Mostrar empatía hacia los pacientes al reconocer sus emociones y comprender sus experiencias. La empatía crea un ambiente de apoyo y confianza en la relación médico-paciente.

Preguntas Abiertas: Utilizar preguntas abiertas para fomentar la participación activa del paciente y permitir que expresen sus preocupaciones sin restricciones. Esto ayuda a obtener información completa y precisa sobre su estado de salud.

Responder a Preguntas: Asegurarse de responder a todas las preguntas de los pacientes de manera completa y comprensible. La información clara y honesta es esencial para empoderar a los pacientes en la toma de decisiones sobre su salud.

ES HORA DE DESHACERNOS DE LA MODESTIA Y ASUMIR NUESTRA GRANDEZA.

Comunicación No Verbal: Prestar atención a la comunicación no verbal, como el lenguaje corporal y las expresiones faciales, para asegurarse de que su mensaje se corresponda con su lenguaje verbal.

Personalización del Mensaje: Adaptar su comunicación al estilo y la comprensión del paciente. Cada individuo es único y, por lo tanto, es importante ajustar su enfoque de comunicación para satisfacer sus necesidades específicas.

Compartir Decisiones: Involucrar a los pacientes en la toma de decisiones sobre su atención médica y respetar sus preferencias y valores. Esto aumenta la satisfacción del paciente y la adherencia al tratamiento.

Transparencia: Ser transparente acerca de los planes de tratamiento, riesgos y posibles resultados. La honestidad es esencial para mantener la confianza del paciente.

ES HORA DE DESHACERNOS DE LA MODESTIA Y ASUMIR NUESTRA GRANDEZA.

Cierre de la Comunicación: Asegurarse de que el paciente comprenda la información proporcionada y permitirles hacer preguntas adicionales si es necesario. Esto evita malentendidos y asegura una atención médica más efectiva.

Al mejorar la comunicación efectiva como médico, se pueden fortalecer las relaciones con los pacientes y colegas, mejorar los resultados de salud y brindar una atención médica más satisfactoria y de calidad.

4) Gestión de la reputación en el entorno digital

La gestión de reputación en el medio digital es fundamental para los médicos en la actualidad, ya que muchas personas buscan información en línea antes de tomar decisiones sobre su atención médica. Aquí hay algunas estrategias para gestionar la reputación en el entorno digital:

Monitorear la Presencia en Línea: Realizar búsquedas periódicas en Internet para identificar qué información está disponible sobre usted en línea. Esto incluye revisar resultados de búsqueda, comentarios en redes sociales y reseñas en sitios de reseñas médicas.

Mantener una Presencia Profesional: Crear un sitio web profesional que incluya información sobre su experiencia, especialización, educación y servicios ofrecidos. Asegurarse de que el sitio web sea actualizado y fácil de navegar.

Utilizar las Redes Sociales de Manera Responsable: Si decide tener perfiles en redes sociales, asegúrese de utilizarlos de manera profesional y responsable. Comparta contenido relevante y útil relacionado con la salud y la medicina.

Responder a Comentarios y Reseñas: Si recibe comentarios o reseñas en línea, responda de manera profesional y agradecida. Si hay comentarios negativos, aborde el problema de manera privada y busque una solución.

Proteger la Privacidad del Paciente: Nunca comparta información confidencial o identificable de pacientes en línea. Respetar la privacidad y confidencialidad es crucial para mantener la confianza de los pacientes.

Participar en Conversaciones Relevantes: Contribuir a discusiones en línea sobre temas médicos y de salud. Comentar en foros médicos y grupos de discusión puede ayudar a establecer su reputación como experto en su campo.

ES HORA DE DESHACERNOS DE LA MODESTIA Y ASUMIR NUESTRA GRANDEZA.

Compartir Contenido de Valor: Publicar contenido relevante y educativo en línea, como artículos de blog, videos informativos o infografías. Esto demuestra su conocimiento y experiencia en el campo de la medicina.

Mantener Perfiles Actualizados: Asegurarse de que los perfiles en redes sociales, sitios web médicos y directorios de profesionales estén siempre actualizados con información precisa.

Pedir Recomendaciones y Testimonios: Solicitar a pacientes satisfechos que compartan sus experiencias positivas en línea. Las recomendaciones y testimonios pueden fortalecer su reputación.

Contrarrestar Información Errónea: Si encuentra información incorrecta o negativa sobre usted en línea, considere abordar el problema directamente o buscar asesoramiento legal si es necesario.

ES HORA DE DESHACERNOS DE LA MODESTIA Y ASUMIR NUESTRA GRANDEZA.

La gestión de la reputación en el medio digital requiere tiempo y esfuerzo, pero es una inversión valiosa para mantener una imagen pública positiva y sólida como médico. Al construir y mantener una presencia en línea profesional, puede generar confianza y credibilidad entre pacientes y colegas, y así mejorar su práctica médica.

5) Vistiendo la bata: el impacto del vestuario y la apariencia personal

La bata médica es un símbolo icónico en el campo de la medicina y tiene un impacto significativo tanto en el médico como en sus pacientes. Aquí se detallan algunos de los efectos de la bata:

Identificación Profesional: La bata médica ayuda a identificar al médico como profesional de la salud, lo que facilita la distinción entre los miembros del personal médico y otros profesionales en un entorno clínico. Esto brinda a los pacientes un sentido de seguridad y confianza al saber que están siendo atendidos por un profesional autorizado.

Transmite Autoridad y Respeto: La bata blanca es un símbolo de autoridad y respeto en el campo de la medicina. Cuando los médicos usan batas, los pacientes tienden a respetar su posición y experiencia, lo que puede facilitar la comunicación y la relación médico-paciente.

Higiene y Protección: La bata médica proporciona una capa de protección para el médico, ayudando a prevenir la transferencia de gérmenes y contaminación cruzada entre pacientes. Asimismo, puede ayudar a los pacientes a sentirse más seguros al saber que el médico se preocupa por la higiene y seguridad en el entorno clínico.

ES HORA DE DESHACERNOS DE LA MODESTIA Y ASUMIR NUESTRA GRANDEZA.

Creación de un Ambiente Profesional: El uso de la bata médica contribuye a la creación de un ambiente profesional y ordenado en una consulta médica u hospital. Esto puede generar una sensación de profesionalismo y seriedad que es importante para el bienestar emocional de los pacientes.

Impacto Psicológico: Para algunos pacientes, la bata médica puede ser un recordatorio de su enfermedad o de la necesidad de recibir atención médica. Sin embargo, para otros, puede ser un símbolo de esperanza y ayuda, ya que representa la presencia de un profesional capacitado que puede aliviar su sufrimiento y brindar soluciones a sus problemas de salud.

Fomenta la Confianza: El uso de la bata puede ayudar a establecer confianza y credibilidad en el médico, lo que es esencial para una comunicación efectiva y una colaboración exitosa entre el médico y el paciente en el proceso de toma de decisiones médicas.

Personalización y Reconocimiento: Algunos médicos personalizan sus batas con sus nombres o logotipos, lo que puede ayudar a los pacientes a recordar sus nombres y establecer un vínculo más cercano con ellos.

En resumen, la bata médica tiene un impacto significativo en el entorno clínico y en la percepción de los pacientes sobre el médico. Es un símbolo de autoridad, respeto y profesionalismo que puede generar confianza, comodidad y seguridad en el proceso de atención médica. Sin embargo, es importante que los médicos también sean conscientes del posible impacto emocional que puede tener para algunos pacientes y se esfuercen por crear un ambiente empático y comprensivo en todo momento.

6) El lenguaje no verbal: transmitiendo confianza y empatía

El lenguaje no verbal es una herramienta poderosa para los médicos, ya que complementa la comunicación verbal y puede influir en cómo los pacientes perciben al médico y la calidad de la atención. Aquí hay algunas pautas sobre el lenguaje no verbal para los médicos:

Contacto Visual: Mantener un contacto visual adecuado con el paciente transmite interés y atención. Evitar mirar constantemente a otros

lugares o dispositivos electrónicos durante la
consulta.

Postura Abierta y Relajada: Una postura abierta y
relajada sugiere empatía y disposición a escuchar.
Evitar posturas cerradas o cruzar los brazos, ya que
pueden transmitir desinterés o defensividad.

Sonrisa Genuina: Una sonrisa genuina y cálida
puede hacer que los pacientes se sientan cómodos
y relajados durante la interacción médico-
paciente.

Gestos Afirmativos: Utilizar gestos afirmativos,
como asentir con la cabeza o inclinarse hacia
adelante, para mostrar que se está escuchando
activamente y se comprende lo que el paciente
está diciendo.

Expresiones Faciales Empáticas: Adaptar las
expresiones faciales para reflejar empatía y

comprensión cuando se abordan preocupaciones o emociones del paciente.

Respetar el Espacio Personal: Ser consciente del espacio personal del paciente y mantener una distancia adecuada para evitar que se sientan incómodos.

Tono de Voz: Utilizar un tono de voz suave y calmado para transmitir tranquilidad y compasión. Evitar un tono brusco o condescendiente.

Movimientos Suaves y Moderados: Evitar movimientos bruscos o excesivos que puedan distraer o generar incomodidad en el paciente.

Escucha Activa: Mostrar signos de escucha activa, como asentir con la cabeza o responder verbalmente, para demostrar que se está prestando atención a lo que dice el paciente.

ES HORA DE DESHACERNOS DE LA MODESTIA Y ASUMIR NUESTRA GRANDEZA.

Transmitir Seguridad: Mantener una actitud segura y profesional transmite confianza en las habilidades médicas y puede tranquilizar al paciente.

En general, el lenguaje no verbal debe complementar y reforzar el mensaje verbal del médico. Un lenguaje no verbal adecuado puede generar una mayor confianza y satisfacción en la relación médico-paciente, lo que puede mejorar la calidad de la atención y la experiencia del paciente en general. Ser consciente de cómo se comunica no verbalmente es esencial para establecer una conexión positiva con los pacientes y brindar una atención médica efectiva.

7) Manejo de situaciones difíciles entre el médico y sus pacientes

ES HORA DE DESHACERNOS DE LA MODESTIA Y ASUMIR NUESTRA GRANDEZA.

El manejo de situaciones difíciles es un desafío inherente en la práctica médica. Estas situaciones pueden involucrar diagnósticos complicados, malas noticias, conflictos con pacientes o sus familias, decisiones éticas difíciles y muchas otras circunstancias estresantes. Aquí hay algunas pautas para el médico en el manejo de estas situaciones:

Mantener la Calma: Es fundamental mantener la calma y la compostura, incluso en situaciones emocionalmente intensas. La serenidad del médico puede ayudar a tranquilizar a los pacientes y sus familias.

Escuchar Activamente: Escuchar atentamente las preocupaciones y emociones del paciente o familiares es esencial. La escucha activa demuestra empatía y comprensión.

Ser Transparente y Honesto: La honestidad y la transparencia son clave al comunicar información difícil o noticias negativas. Ser directo y claro en la comunicación es esencial, aunque pueda ser difícil.

Mostrar Empatía: Ser empático con los pacientes y sus familias en momentos difíciles ayuda a crear un ambiente de apoyo y compasión.

Respetar las Emociones: Reconocer y validar las emociones de los pacientes y sus familias, incluso si son negativas, puede ser reconfortante y fortalecer la relación médico-paciente.

Explicar las Opciones: En situaciones en las que se requiere tomar decisiones difíciles, es importante explicar claramente las opciones disponibles y los posibles resultados para que los pacientes y sus familias puedan tomar decisiones informadas.

Involver a un Equipo de Apoyo: En situaciones complejas o emocionalmente difíciles, involucrar a un equipo de apoyo que incluya trabajadores sociales, psicólogos o consultores éticos puede ser beneficioso.

Tomar Decisiones Éticas: En situaciones éticamente complicadas, es importante seguir los principios éticos y considerar el bienestar del paciente como la máxima prioridad.

Cuidado del Médico: Es esencial que los médicos se cuiden a sí mismos y busquen apoyo emocional y profesional si es necesario. El manejo de situaciones difíciles puede ser agotador y emocionalmente exigente.

Aprender de la Experiencia: Tomar cada situación difícil como una oportunidad para aprender y crecer como médico. La reflexión y la retroalimentación pueden ayudar a mejorar las habilidades de manejo en el futuro.

ES HORA DE DESHACERNOS DE LA MODESTIA Y ASUMIR NUESTRA GRANDEZA.

En resumen, el manejo de situaciones difíciles en la atención médica requiere empatía, honestidad, compasión y habilidades de comunicación efectivas. Al enfrentar estas situaciones con calma y cuidado, los médicos pueden brindar un mejor apoyo a los pacientes y sus familias, lo que puede tener un impacto positivo en su experiencia médica y bienestar emocional.

8) Creando relaciones positivas entre el médico y sus pacientes

Crear relaciones positivas con los pacientes es esencial para brindar una atención médica de calidad y fomentar la confianza y satisfacción del paciente. Aquí hay algunas estrategias para construir relaciones positivas como médico:

Empatía: Escuchar activamente y demostrar empatía hacia las preocupaciones y necesidades del paciente. Mostrar comprensión y compasión hacia sus experiencias y emociones.

Comunicación Efectiva: Comunicarse de manera clara y comprensible, evitando jerga médica excesiva. Responder a las preguntas del paciente de manera completa y honesta.

Respeto y Cortesía: Tratar a los pacientes con respeto y cortesía, reconociendo su autonomía y toma de decisiones en el proceso de atención médica.

Establecer una Relación de Confianza: Ganar la confianza del paciente a través de un trato amable, respetuoso y honesto. Cumplir con los compromisos y expectativas del paciente.

Involucrar al Paciente: Involucrar al paciente en el proceso de toma de decisiones sobre su atención médica. Asegurarse de que se sienta escuchado y que sus preferencias sean consideradas.

Ser Accesible: Estar disponible para los pacientes y proporcionar una vía de comunicación abierta y accesible para consultas y seguimiento.

Seguimiento y Continuidad: Realizar un seguimiento adecuado de la atención médica y asegurarse de que haya continuidad en el cuidado del paciente.

Reconocimiento Personal: Recordar detalles personales sobre el paciente, como su nombre, historia médica o intereses, demuestra un interés genuino en su bienestar.

Compartir Información: Explicar claramente los diagnósticos, tratamientos y planes de atención médica de manera comprensible para el paciente.

Ser Comprendido: Entender las necesidades culturales y emocionales del paciente y adaptar la atención médica en consecuencia.

Al cultivar relaciones positivas con los pacientes, los médicos pueden establecer una conexión significativa con ellos, lo que puede mejorar la adherencia al tratamiento, la satisfacción del paciente y los resultados de salud. La atención médica centrada en el paciente y basada en una relación de confianza es fundamental para brindar una atención integral y de calidad.

»<u>El poder de la empatía en la imagen del médico</u>

La empatía es una habilidad poderosa que puede tener un impacto significativo en la imagen del médico. La capacidad de entender y compartir las emociones y experiencias de los pacientes es esencial para construir una relación sólida y positiva. Aquí se explica cómo la empatía influye en la imagen del médico:

Genera Confianza: La empatía muestra al paciente que el médico realmente se preocupa por su bienestar y está dispuesto a comprender su situación única. Esto crea un ambiente de confianza y seguridad en la relación médico-paciente.

Mejora la Comunicación: Al ser empático, el médico puede sintonizar mejor con las necesidades del paciente y comprender sus preocupaciones. Esto facilita una comunicación más efectiva y abierta, lo que puede llevar a un diagnóstico más preciso y un mejor plan de tratamiento.

Aumenta la Satisfacción del Paciente: Los pacientes se sienten más satisfechos y valorados cuando son tratados con empatía. Esto puede influir en su percepción de la calidad de la atención y, a su vez, mejorar la reputación del médico.

Fomenta el Cumplimiento del Tratamiento: Cuando los pacientes sienten que el médico los entiende y se preocupa por ellos, es más probable que sigan las indicaciones y recomendaciones del tratamiento.

Reduce el Estrés del Paciente: En situaciones médicas difíciles o estresantes, la empatía puede brindar consuelo y apoyo emocional al paciente, lo que puede ayudarles a sobrellevar mejor la situación.

Fortalece la Relación Médico-Paciente: La empatía es un pilar fundamental para construir relaciones duraderas y significativas con los pacientes. Una relación sólida mejora la satisfacción del paciente y puede llevar a referencias positivas y recomendaciones boca a boca.

Contribuye a una Imagen Profesional y Humanizada: Los médicos que muestran empatía son percibidos como profesionales competentes y humanos, lo que puede mejorar su imagen y reputación entre los pacientes y colegas.

En resumen, la empatía es una cualidad poderosa que no solo afecta la experiencia del paciente, sino que también contribuye a la imagen del médico en la atención médica. Al ser empáticos, los médicos pueden construir relaciones más significativas con los pacientes, mejorar la comunicación y brindar una atención médica más satisfactoria y de calidad. La empatía es una herramienta valiosa para el éxito profesional y el bienestar emocional tanto del médico como de los pacientes.

10) Crisis de imagen: cómo afrontar y recuperarse de desafíos reputacionales

Manejar las crisis de imagen médica con un paciente puede ser un desafío, pero es fundamental abordarlas de manera efectiva para preservar la relación médico-paciente y la confianza en la atención médica. Aquí hay algunas pautas para manejar las crisis de imagen médica con el paciente:

ES HORA DE DESHACERNOS DE LA MODESTIA Y ASUMIR NUESTRA GRANDEZA.

Escuchar Activa y Empáticamente: Escuchar las preocupaciones y quejas del paciente de manera activa y empática es el primer paso para abordar una crisis de imagen. Permita que el paciente se exprese sin interrupciones y valide sus emociones.

Reconocer la Crisis: Acepte que hay una crisis de imagen y que la percepción del paciente es legítima, incluso si no está de acuerdo con ella.

Ofrecer una Disculpa Sincera: Si el paciente tiene una mala experiencia, una disculpa sincera y comprensiva puede ser una poderosa forma de demostrar empatía y reconocer cualquier error o malentendido.

Brindar Explicaciones Claras: Explique de manera clara y comprensible la situación o el problema que llevó a la crisis de imagen. Comunicar de manera transparente puede ayudar a aclarar malentendidos y resolver dudas.

ES HORA DE DESHACERNOS DE LA MODESTIA Y ASUMIR NUESTRA GRANDEZA.

Tomar Medidas Correctivas: Si es apropiado y necesario, tome medidas correctivas para abordar los problemas que condujeron a la crisis de imagen. Asegúrese de que el paciente sepa que se están tomando medidas para mejorar la situación.

Establecer una Comunicación Abierta: Fomentar una comunicación abierta y continua con el paciente para asegurarse de que sus preocupaciones se estén abordando adecuadamente y que se sienta escuchado.

Proporcionar Información Actualizada: Asegúrese de que el paciente esté informado de cualquier cambio o mejora en la atención médica o en los procedimientos que podrían influir en su percepción.

Reforzar los Valores y la Misión Profesional: Recuerde al paciente cuáles son sus valores y compromisos profesionales en la atención médica.

ES HORA DE DESHACERNOS DE LA MODESTIA Y ASUMIR NUESTRA GRANDEZA.

Esto puede ayudar a restablecer la confianza y la percepción positiva.

Buscar Retroalimentación Constructiva: Si es posible, solicite retroalimentación constructiva del paciente sobre cómo se puede mejorar la atención y la relación médico-paciente en el futuro.

Aprender de la Experiencia: Utilice la crisis de imagen como una oportunidad para aprender y mejorar su práctica médica. Reflexione sobre la situación y busque maneras de evitar problemas similares en el futuro.

En última instancia, manejar una crisis de imagen médica con un paciente requiere paciencia, empatía y una comunicación abierta. Es importante recordar que cada paciente es único y que abordar sus preocupaciones de manera individualizada puede ayudar a restaurar la confianza y la percepción positiva en la atención médica.

ES HORA DE DESHACERNOS DE LA MODESTIA Y ASUMIR NUESTRA GRANDEZA.

ES HORA DE DESHACERNOS DE LA MODESTIA Y ASUMIR NUESTRA GRANDEZA.

www.ingramcontent.com/pod-product-compliance
Lightning Source LLC
Chambersburg PA
CBHW062304290526
45794CB00006B/2693